Ensaladas para cada ocasión
Recetas saludables y deliciosas para todo el año

Ana Vega

Contenido

Ensalada de pollo de Cleopatra 10
Ensalada tailandesa-vietnamita..12
Ensalada Cobb Navideña 14
ensalada de patata verde 17
Ensalada De Maíz Quemado...20
Ensalada de col y uva...22
ensalada de cítricos 24
Ensalada de frutas y ensalada 26
Ensalada de manzana y lechuga 28
Ensalada con frijoles y pimientos 30
Ensalada con zanahoria y dátiles...32
Aderezo cremoso para ensaladas con pimientos.............................33
ensalada hawaiana 35
Ensalada De Maíz Quemado...37
Ensalada de col y uva...39
ensalada de cítricos 41
Ensalada de frutas y ensalada 43
Ensalada de pollo al curry...45
Ensalada de espinacas y fresas..47
Ensalada de col dulce en el restaurante...49
Ensalada clásica de macarrones 51
Ensalada de peras con queso roquefort 53
Ensalada de atún de Barbie 55
Ensalada de pollo festiva 57

ensalada mexicana de frijol 59

Ensalada De Pasta Ranch Con Tocino 61

ensalada de patata roja 63

Ensalada de judías negras y cuscús 65

Ensalada Griega De Pollo 67

Ensalada de pollo elegante 69

Ensalada de frutas con curry de pollo 71

Una maravillosa ensalada de pollo al curry. 73

Ensalada picante de zanahoria 75

Ensalada asiática de manzana 77

Ensalada de calabaza y orzo 79

Ensalada de berros con frutas 81

ensalada César 83

Ensalada De Pollo Y Mango 85

Ensalada de naranja con mozzarella 87

Ensalada de tres frijoles 89

Ensalada de miso y tofu 91

Ensalada japonesa de rábanos 93

Sudoeste de Cobb 95

pasta capresse 97

Ensalada de trucha ahumada 99

ensalada de frijoles y huevo 101

Ensalada Ambrosio 102

cuarto de ensalada 104

Ensalada de chile español 106

ensalada de mimosa 108

Waldorf clásico 110

- Ensalada de guisantes de ojos negros 112
- Ensalada de espinacas y moras 114
- Ensalada de verduras con queso suizo 116
- Deliciosa ensalada de zanahoria 118
- Ensalada de verduras marinadas 120
- Ensalada de maíz colorido asado 122
- pepino cremoso 124
- Ensalada de champiñones y tomates marinados 126
- ensalada de frijoles 128
- Ensalada con remolacha al ajillo 130
- Maíz en escabeche 131
- ensalada de guisantes 133
- ensalada de nabo 135
- Ensalada de manzana y aguacate 137
- Ensalada de maíz, frijoles, cebollas 139
- Ensalada italiana de verduras 141
- Ensalada de pasta con mariscos 143
- Ensalada de verduras a la parrilla 145
- Deliciosa ensalada de maíz de verano 147
- Ensalada de guisantes crujientes con caramelo 149
- Ensalada mágica de frijoles negros 151
- Deliciosa ensalada griega 153
- Increíble ensalada tailandesa con pepinos 155
- Ensalada de tomate y albahaca rica en proteínas 157
- Ensalada rápida de pepino y aguacate 159
- Orzo y deliciosa ensalada de tomate con queso feta 161
- Ensalada inglesa de pepino y tomate 163

Ensalada de berenjenas de la abuela ... 165
Ensalada con zanahoria, tocino y brócoli ... 167
Ensalada de pepino y tomate con crema agria ... 169
Ensalada de tortellini de tomate ... 171
Brócoli y tocino en vinagreta de mayonesa ... 174
Ensalada de pollo con crema de pepino ... 176
Verduras con vinagreta de rábano picante ... 178
Ensalada de guisantes dulces y pasta ... 180
Ensalada de pimientos de colores ... 182
Ensalada de pollo, tomates secos y piñones con queso ... 184
Ensalada de tomate y mozarella ... 186
Ensalada picante de calabacín ... 188
Ensalada de tomate y espárragos ... 190
Ensalada de pepino con menta, cebolla y tomate ... 192
Adas Salatas ... 194
Ajvar ... 196
Bakdoonsiyyeh ... 198
La causa de Rellen ... 199
Curtido ... 201
Gado Gado ... 203
Hobak Namul ... 205
Ensalada Horiatiki ... 207
Kartoffelsalat ... 209
Kvashenaya Col Provenzal ... 211
Ensalada de pollo Waldorf ... 212
Ensalada de lentejas con aceitunas, excelente y queso feta ... 214
Ensalada tailandesa de ternera a la parrilla ... 216

ensalada americana 218

Ensalada de pollo de Cleopatra

Ingredientes

1 ½ pechugas de pollo

2 cucharadas. aceite de oliva virgen extra

1/4 de cucharadita de copos rojos triturados

4 dientes de ajo machacados

1/2 taza de vino blanco seco

1/2 naranja, jugo exprimido

un puñado de perejil plano picado

Sodio grueso y pimienta negra

El método

Caliente un paquete antiadherente grande en la estufa. Añadir aceite de oliva virgen extra y calentar. Agregue el impulso triturado, los dientes de ajo triturados y la pechuga de pollo. Freír las pechugas de pollo hasta que estén doradas por todos lados, unos 5-6 minutos. Deje que el líquido hierva y los filetes se cocinen durante unos 3-4 minutos más, luego retire la sartén del fuego. Rocíe las aves con jugo de lima recién exprimido y sirva con perejil fortificado y sal al gusto. Servir inmediatamente.

¡Disfrutar!

Ensalada tailandesa-vietnamita

Ingredientes

3 lechugas latinas picadas

2 tazas de plántulas de vegetales frescos, cualquier variedad

1 taza de daikon o rábano rojo finamente picado

2 tazas de guisantes

8 cebollas verdes, cortadas en diagonal

½ pepino sin semillas, cortado en 1/2 a lo largo

1 pinta de tomates uva amarillos o rojos

1 cebolla roja, en cuartos y picada muy finamente

1 selección de excelentes resultados frescos, recortados

1 selección de albahaca fresca, en rodajas

2 paquetes de 2 onzas de nueces picadas que se encuentran en el pasillo de horneado

8 tostadas de almendras o tostadas de anís, cortadas en trozos de 1 pulgada

1/4 taza de salsa de soja oscura tamari

2 cucharadas. aceite vegetal

4 a 8 chuletas de pollo delgadas, dependiendo del tamaño

Sal y pimienta negra recién molida

1 libra de mahi mahi

1 lima madura

El método

Mezcle todos los ingredientes en un tazón grande y sirva frío.

¡Disfrutar!

Ensalada Cobb Navideña

Ingredientes

Spray antiadherente para preparación de alimentos

2 cucharadas. sirope de nuez

2 cucharadas. azúcar morena

2 cucharadas. sidra

1 libra de jamón, perfectamente cocido, en cubos grandes

½ libra de mariposas, granos cocidos

3 cucharadas pepinillos en rodajas finas

Ensalada Bibb

½ taza de cebolla morada rebanada

1 taza de queso Gouda finamente rallado

3 cucharadas hojas de perejil fresco picado

Vinagreta, la fórmula es la siguiente

Frijoles Orgánicos Marinados:

1 libra de guisantes, encogidos, cortados en tercios

1 taza de ajo picado

1 taza de hojuelas rojas

2 cucharadas. aceite de oliva virgen extra

1 taza de vinagre blanco

Pizca de sal

pimienta negra

El método

Precaliente el horno a 350 grados F. Cubra una bandeja para hornear con spray antiadherente para cocinar. En un tazón mediano, combine el jarabe de nuez, la glucosa marrón y la sidra de manzana. Agregue el jamón y mezcle bien. Coloque la mezcla de jamón en la bandeja para hornear y hornee hasta que se caliente por completo y el jamón esté dorado, aproximadamente de 20 a 25 minutos. Retirar del horno y reservar.

Agregue el cereal, los pepinillos y el perejil al plato con el aderezo y mezcle.

Cubra un plato grande para servir con la lechuga Bibb y agregue los granos.

Coloque la cebolla roja, el queso gouda, los guisantes en escabeche y el jamón preparado en filas sobre el grano. Atender.

¡Disfrutar!

ensalada de patata verde

Ingredientes

7 a 8 cebollas verdes, limpias, secas y cortadas en trozos, verdes y blancas

1 pequeña selección de cebollino, en rodajas

1 taza de sal kosher

Pimienta blanca recién molida

2 cucharadas. agua

8 cucharadas aceite de oliva virgen extra

2 peso corporal de apio rojo lavado

3 hojas de laurel

6 cucharadas vinagre negro

2 chalotes, pelados, cortados en cuartos a lo largo, en rodajas finas

2 cucharadas. mostaza de dijon cremosa

1 cucharada de alcaparras picadas

1 taza de líquido de alcaparras

1 manojo pequeño de estragón, picado

El método

Mezcle los chalotes y las cebolletas en una licuadora. Sazonar con sal al gusto. Agregue agua y mezcle. Vierta 5 cucharadas. de aceite de oliva virgen extra a través de la parte superior de la licuadora lentamente y mezcle hasta que quede suave. Hervir las verduras en una olla con agua y reducir el fuego hasta que hierva. Sazone el agua con un poco de sal y agregue una hoja de laurel. Cocine a fuego lento las verduras hasta que estén tiernas al pincharlas con la punta de una cuchilla, unos 20 minutos.

En un tazón lo suficientemente grande como para contener las verduras, combine el vinagre negro, los chalotes, la mostaza, las alcaparras y el estragón. Agregue el aceite de oliva virgen extra restante. Escurra las verduras y deseche la hoja de laurel.

Coloca el apio en un bol y tritúralo con cuidado con las hojas de un tenedor. Sazone cuidadosamente con refuerzo y sodio y mezcle bien. Finalmente, agregue la mezcla de cebollas verdes y aceite de oliva virgen extra. Mezclar bien. Mantenga caliente a 70 grados hasta que esté listo para servir.

¡Disfrutar!

Ensalada De Maíz Quemado

Ingredientes

3 mazorcas de maíz dulce

1/2 taza de cebolla picada

1/2 taza de pimiento picado en cubitos

1/2 taza de tomates cortados en cubitos

Sal al gusto

Para la vinagreta

2 cucharadas. Aceite de oliva

2 cucharadas. Jugo de limon

2 cucharadas. chile en polvo

El método

La mazorca de maíz se debe asar a fuego moderado hasta que se carbonice. Después de asar, los granos deben retirarse de las mazorcas de maíz con un cuchillo. Ahora tome un tazón y mezcle los granos, la cebolla picada, el pimiento y el tomate con sal y luego deje el tazón a un lado. Ahora prepare el aderezo para ensaladas mezclando aceite de oliva, jugo de limón y chile en polvo y luego enfríelo. Antes de servir, verter la vinagreta sobre la ensalada y servir.

¡Disfrutar!

Ensalada de col y uva

Ingredientes

2 coles, ralladas

2 tazas de uvas verdes partidas a la mitad

1/2 taza de cilantro finamente picado

2 chiles verdes, picados

Aceite de oliva

2 cucharadas. Jugo de limon

2 cucharadas. Azúcar en polvo

Sal y pimienta para probar

El método

Para preparar el aderezo, toma el aceite de oliva, el jugo de limón, el azúcar, la sal y la pimienta en un bol y mézclalos bien, luego refrigera. Ahora tome los ingredientes restantes en otro tazón, mezcle bien y reserve. Antes de servir la ensalada, agregue el aderezo enfriado y mezcle suavemente.

¡Disfrutar!

ensalada de cítricos

Ingredientes

1 taza de pasta integral, cocida

1/2 taza de pimiento picado en cubitos

1/2 taza de zanahorias, blanqueadas y rebanadas

1 cebolla verde, picada

1/2 taza de naranjas, cortadas en gajos

1/2 taza de lima dulce

1 taza de brotes de soja

1 taza de requesón bajo en grasa

2-3 cucharadas. hojas de menta

1 taza de mostaza en polvo

2 cucharadas. Azúcar cristal

Sal al gusto

El método

Para hacer la vinagreta, agrega el requesón, las hojas de menta, la mostaza en polvo, el azúcar y la sal en un tazón y mezcla bien hasta que el azúcar se disuelva. Mezcla los ingredientes restantes en otro tazón, luego déjalos reposar. Antes de servir, agregue el aderezo a la ensalada y sirva frío.

¡Disfrutar!

Ensalada de frutas y ensalada

Ingredientes

2-3 hojas de lechuga, cortadas en trozos

1 papa, picada

½ taza de uvas

2 naranjas

½ taza de fresas

1 sandía

2 cucharadas. Jugo de limon

1 cucharada querida

1 taza de hojuelas de pimiento rojo

El método

Ponga el jugo de limón, la miel y las hojuelas de chile en un bol y mezcle bien y reserve. Ahora toma el resto de los ingredientes en otro tazón y mézclalos bien. Antes de servir, agregue el aderezo a la ensalada y sirva de inmediato.

¡Disfrutar!

Ensalada de manzana y lechuga

Ingredientes

1/2 taza de puré de melón

1 taza de semillas de comino, tostadas

1 taza de cilantro

Sal y pimienta para probar

2-3 lechugas, cortadas en trozos

1 repollo, rallado

1 zanahoria, rallada

1 pimiento, cortado en cubitos

2 cucharadas. Jugo de limon

½ taza de uvas picadas

2 manzanas, en rodajas

2 cebollas verdes, picadas

El método

Coloque los brotes, la lechuga, las zanahorias en rodajas y los pimientos en una sartén y cúbralos con agua fría, hierva y cocine hasta que estén tiernos pero crujientes, lo que puede demorar hasta 30 minutos. Ahora escúrralos y átelos en un paño y enfríelos. Ahora las manzanas deben tomarse con jugo de limón en un tazón y enfriarse. Ahora toma el resto de los ingredientes en un bol y mézclalos bien. Sirve la ensalada inmediatamente.

¡Disfrutar!

Ensalada con frijoles y pimientos

Ingredientes

1 taza de frijoles rojos, cocidos

1 taza de garbanzos, remojados y cocidos

Aceite de oliva

2 cebollas, picadas

1 taza de cilantro picado

1 pimiento

2 cucharadas. Jugo de limon

1 taza de chile en polvo

Sal

El método

Pinchar los pimientos con un tenedor, pincelarlos con aceite y asarlos a fuego lento. Ahora remoja los pimientos en agua fría, quita la piel quemada y luego córtalos en rodajas. Mezclar los ingredientes restantes con pimentón y mezclar bien. Dejar enfriar durante una hora o más antes de servir.

¡¡Disfrutar!!

Ensalada con zanahoria y dátiles

Ingredientes

1 ½ tazas de zanahorias ralladas

1 cabeza de lechuga

2 cucharadas. almendras, tostadas y picadas

Vinagreta con miel y limón

El método

Coloque las zanahorias ralladas en una cacerola con agua fría y déjelas reposar durante unos 10 minutos, luego escúrralas. Ahora se debe repetir lo mismo con la cabeza de lechuga. Ahora toma las zanahorias y la ensalada con los demás ingredientes en un bol y refrigera antes de servir. Servir la ensalada, espolvorear con almendras fritas y troceadas.

¡¡Disfrutar!!

Aderezo cremoso para ensaladas con pimientos

Ingredientes

2 tazas de mayonesa

1/2 taza de leche

Agua

2 cucharadas. vinagre de sidra de manzana

2 cucharadas. Jugo de limon

2 cucharadas. parmesano

Sal

Una pizca de salsa de pepperoni

Un poco de salsa Worcestershire

El método

Coge un bol grande, recoge en él todos los ingredientes y mézclalos bien para que no queden grumos. Cuando la mezcla alcance la textura cremosa deseada, viértala en la ensalada de frutas y verduras frescas, y luego la ensalada con aderezo estará lista para servir. Este aderezo de pimienta cremoso y picante va bien no solo con ensaladas, sino que también se puede servir con pollo, hamburguesas y sándwiches.

¡Disfrutar!

ensalada hawaiana

Ingredientes

Para la vinagreta de naranja

Cuchara de mesa. Harina de maíz

Sobre una taza de calabaza naranja

1/2 taza de jugo de naranja

Canela en polvo

para la ensalada

5-6 hojas de lechuga

1 piña, cortada en cubitos

2 plátanos, cortados en trozos

1 pepino, cortado en cubitos

2 tomates

2 naranjas, cortadas en gajos

4 dátiles negros

Sal al gusto

El método

Para hacer el aderezo, tome un tazón y mezcle la maicena con el jugo de naranja, luego agregue la calabaza naranja al tazón y cocine hasta que la textura del aderezo se espese. Luego, se debe agregar canela en polvo y chile en polvo al tazón y luego refrigerar por unas horas. Luego prepara la ensalada, toma las hojas de lechuga en un bol y cúbrelas con agua durante unos 15 minutos. Ahora ponemos los tomates en rodajas en un bol con trozos de piña, manzana, plátano, pepino y rodajas de naranja con sal al gusto y mezclamos bien. Ahora agréguelo a las hojas de ensalada, luego vierta el aderezo frío sobre la ensalada antes de servir.

¡¡Disfrutar!!

Ensalada De Maíz Quemado

Ingredientes

Un paquete de maíz dulce en la mazorca

1/2 taza de cebolla picada

1/2 taza de pimiento picado en cubitos

1/2 taza de tomates cortados en cubitos

Sal al gusto

Para la vinagreta

Aceite de oliva

Jugo de limon

chile en polvo

El método

Asa las mazorcas de maíz a fuego moderado hasta que se doren, después de asar quita los granos de las mazorcas con un cuchillo. Ahora tome un tazón y mezcle los granos, la cebolla picada, el pimiento y el tomate con sal y luego deje el tazón a un lado. Ahora prepare el aderezo para ensaladas mezclando aceite de oliva, jugo de limón y chile en polvo y luego enfríelo. Antes de servir, verter la vinagreta sobre la ensalada y servir.

¡Disfrutar!

Ensalada de col y uva

Ingredientes

1 cabeza de col, rallada

Alrededor de 2 tazas de uvas verdes, cortadas por la mitad

1/2 taza de cilantro finamente picado

3 chiles verdes, en rodajas

Aceite de oliva

Jugo de limón, al gusto

Azúcar glass, al gusto

Sal y pimienta para probar

El método

Para preparar el aderezo, toma el aceite de oliva, el jugo de limón, el azúcar, la sal y la pimienta en un bol y mézclalos bien, luego refrigera. Ahora toma el resto de los ingredientes en otro bol y déjalos a un lado. Antes de servir la ensalada, agregue el aderezo enfriado y mezcle suavemente.

¡¡Disfrutar!!

ensalada de cítricos

Ingredientes

Aproximadamente una taza de pasta integral, cocida

1/2 taza de pimiento picado en cubitos

1/2 taza de zanahorias, blanqueadas y rebanadas

Cebollas de primavera. Cortar

1/2 taza de naranjas, cortadas en gajos

1/2 taza de lima dulce

Una taza de brotes de soja

Aproximadamente una taza de requesón bajo en grasa

2-3 cucharadas. hojas de menta

Mostaza en polvo, al gusto

Azúcar glass, al gusto

Sal

El método

Para hacer la vinagreta, agregue el requesón, las hojas de menta, la mostaza en polvo, el azúcar y la sal en un tazón y mezcle bien. Ahora mezcla el resto de los ingredientes en otro recipiente y luego déjalo reposar. Antes de servir, agregue el aderezo a la ensalada y sirva frío.

¡¡Disfrutar!!

Ensalada de frutas y ensalada

Ingredientes

4 hojas de lechuga, cortadas en pedazos

1 papa, picada

1 taza de uvas

2 naranjas

1 taza de fresas

1 sandía

½ taza de jugo de limón

1 C. Querida

1 taza de hojuelas de pimiento rojo

El método

Ponga el jugo de limón, la miel y las hojuelas de chile en un bol y mezcle bien y reserve. Ahora toma el resto de los ingredientes en otro tazón y mézclalos bien. Antes de servir, agregue la vinagreta a la ensalada.

¡Disfrutar!

Ensalada de pollo al curry

Ingredientes

2 pechugas de pollo deshuesadas y sin piel, cocidas y partidas a la mitad

3-4 tallos de apio, picados

1/2 taza de mayonesa baja en grasa

2-3 cucharadas. polvo de curry

El método

Mezcle la pechuga de pollo deshuesada y sin piel cocida con los ingredientes restantes, el apio, la mayonesa baja en grasa y el curry en polvo en un tazón mediano y mezcle bien. Así que esta deliciosa y fácil receta está lista para servir. Esta ensalada se puede usar como relleno para sándwiches con ensalada en pan.

¡¡Disfrutar!!

Ensalada de espinacas y fresas

Ingredientes

2 cucharadas. semilla de sésamo

2 cucharadas. semillas de amapola

2 cucharadas. azucar blanca

Aceite de oliva

2 cucharadas. pimenton

2 cucharadas. vinagre blanco

2 cucharadas. salsa inglesa

Cebolla picada

Enjuague las espinacas y córtelas en pedazos.

Un litro de fresas, cortadas en trozos

Menos de una taza de almendras plateadas y blanqueadas

El método

Tome un tazón mediano; mezcle semillas de amapola, semillas de sésamo, azúcar, aceite de oliva, vinagre y pimentón con salsa Worcestershire y cebollas. Mezclarlos bien y tapar y congelar durante al menos una hora. Tome otro tazón y mezcle las espinacas, las fresas y las almendras, luego vierta la mezcla de hierbas, luego enfríe la ensalada durante al menos 15 minutos antes de servir.

¡Disfrutar!

Ensalada de col dulce en el restaurante

Ingredientes

Una bolsa de 16 onzas de mezcla de ensalada de col

1 cebolla, picada

Menos de una taza de aderezo cremoso

Aceite vegetal

1/2 taza de azúcar blanca

Sal

semillas de amapola

vinagre blanco

El método

Tome un tazón grande; agregue la mezcla de ensalada de col y la cebolla. Ahora tome otro recipiente y mezcle el aderezo, el aceite vegetal, el vinagre, el azúcar, la sal y las semillas de amapola. Después de mezclarlos bien, agregue la mezcla a la mezcla de ensalada de col y cubra bien. Antes de servir la deliciosa ensalada, déjela enfriar durante al menos una hora o dos.

¡Disfrutar!

Ensalada clásica de macarrones

Ingredientes

4 tazas de macarrones con codo, sin cocer

1 taza de mayonesa

Menos de una taza de vinagre blanco destilado

1 taza de azúcar blanca

1 taza de mostaza amarilla

Sal

Pimienta negra, molida

Una cebolla grande, finamente picada

Aproximadamente una taza de zanahorias ralladas

2-3 tallos de apio

2 chiles, picados

El método

Tome una cacerola grande y vierta un poco de agua con sal y hierva, agregue los macarrones y cocínelos y déjelos enfriar durante unos 10 minutos, luego escúrralos. Ahora tome un tazón grande y agregue vinagre, mayonesa, azúcar, vinagre, mostaza, sal y pimienta y mezcle bien. Después de mezclar bien, agregue el apio, el pimiento verde, el chile, las zanahorias y los macarrones y mezcle bien nuevamente. Cuando todos los ingredientes estén bien mezclados, déjalo en el refrigerador por lo menos 4-5 horas antes de servir la deliciosa ensalada.

¡Disfrutar!

Ensalada de peras con queso roquefort

Ingredientes

Lechuga cortada en trozos

Unas 3-4 peras, peladas y en rodajas

Una caja de queso roquefort rallado o desmenuzado

Cebolla verde, en rodajas

Sobre una taza de azúcar blanca

1/2 lata de pecanas

Aceite de oliva

2 cucharadas. vinagre de vino tinto

Mostaza, al gusto

diente de ajo

Sal y pimienta negra, al gusto

El método

Tome una sartén y caliente el aceite a fuego medio, luego mezcle el azúcar con las nueces y revuelva hasta que el azúcar se derrita y las nueces se caramelicen, luego deje enfriar. Ahora tome otro tazón y agregue aceite, vinagre, azúcar, mostaza, ajo, sal y pimienta negra y mezcle bien. Ahora mezcle la ensalada, las peras y el queso azul, el aguacate y la cebolla verde en un tazón, agregue el aderezo, espolvoree con las nueces caramelizadas y sirva.

¡¡Disfrutar!!

Ensalada de atún de Barbie

Ingredientes

Atún blanco enlatado

½ taza de mayonesa

Cuchara de mesa. queso estilo parmesano

Encurtido dulce, al gusto

Hojuelas de cebolla, al gusto

Curry en polvo, al gusto

Perejil seco al gusto

Eneldo seco, al gusto

Ajo en polvo, al gusto

El método

Tome un tazón y agregue todos los ingredientes y mezcle bien. Déjalos enfriar durante una hora antes de servir.

¡¡Disfrutar!!

Ensalada de pollo festiva

Ingredientes

1 libra de pollo, cocido

una taza de mayonesa

A C. pimentón

Unas dos tazas de arándanos secos

2 cebollas verdes, finamente picadas

2 pimientos verdes, picados

1 taza de nueces, picadas

Sal y pimienta negra, al gusto

El método

Tome un tazón mediano, mezcle la mayonesa, el pimentón, sazone al gusto y agregue sal si es necesario. Ahora toma los arándanos, el apio, el pimiento, la cebolla y las nueces y mézclalos bien. Ahora agregue el pollo cocido y mezcle bien nuevamente. Sazone al gusto, luego agregue pimienta negra molida si es necesario. Dejar enfriar durante al menos una hora antes de servir.

¡¡Disfrutar!!

ensalada mexicana de frijol

Ingredientes

Una lata de frijoles negros

Una lata de frijoles rojos

Una lata de frijoles cannellini

2 pimientos verdes, picados

2 pimientos rojos

Un paquete de granos de maíz congelados

1 cebolla roja, finamente picada

Aceite de oliva

1 cucharada de vinagre de vino tinto

½ taza de jugo de limón

Sal

1 ajo, machacado

1 cucharada de cilantro

1 taza de comino molido

pimienta negra

1 taza de salsa de pimienta

1 taza de chile en polvo

El método

Tome un tazón y mezcle los frijoles, el pimiento, el maíz congelado y la cebolla roja. Ahora tome otro tazón pequeño, mezcle el aceite, el vinagre de vino tinto, el jugo de limón, el cilantro, el comino, la pimienta negra, luego sazone al gusto y agregue la salsa picante con chile en polvo. Vierta la mezcla de aderezo y mezcle bien. Deje que se enfríen durante una o dos horas antes de servir.

¡¡Disfrutar!!

Ensalada De Pasta Ranch Con Tocino

Ingredientes

Una caja de pasta rotini tricolor cruda

9-10 rebanadas de tocino

una taza de mayonesa

mezcla de aderezo

1 taza de ajo en polvo

1 taza de pimienta de ajo

1/2 taza de leche

1 tomate, picado

Una lata de aceitunas negras

Una taza de queso cheddar rallado

El método

Ponga agua con sal en una cacerola y llévela a ebullición. Cocine la pasta en ella durante unos 8 minutos hasta que se ablande. Ahora toma una sartén y calienta el aceite en la sartén y fríe los trozos de tocino en ella. Cuando esté cocido, escurrir y picar. Tome otro tazón y agregue el resto de los ingredientes, luego agregue la pasta y el tocino. Servir cuando esté bien mezclado.

¡¡Disfrutar!!

ensalada de patata roja

Ingredientes

4 papas rojas jóvenes, peladas y lavadas

2 huevos

Medio kilo de tocino

Cebolla, finamente picada

Tallo de apio, picado

Aproximadamente 2 tazas de mayonesa

Sal y pimienta para probar

El método

Poner agua con sal en una cacerola y llevar a ebullición, luego añadir las patatas nuevas y cocer durante unos 15 minutos hasta que estén blandas. Luego escurra las papas y déjelas enfriar. Ahora ponga los huevos en una cacerola y cúbralos con agua fría, luego hierva el agua, luego retire la cacerola del fuego y déjela a un lado. Ahora cocine los trozos de tocino, escúrralos y reserve. Ahora agregue los ingredientes de papa y tocino y mezcle bien. Enfriar y servir.

¡¡Disfrutar!!

Ensalada de judías negras y cuscús

Ingredientes

Una taza de cuscús, sin cocer

Unas dos tazas de caldo de pollo.

Aceite de oliva

2-3 cucharadas. Jugo de lima

2-3 cucharadas. vinagre de vino tinto

Comino

2 cebollas verdes, picadas

1 pimiento rojo picado

Cilantro, recién picado

Una taza de granos de maíz congelados

Dos latas de frijoles negros

Sal y pimienta para probar

El método

Lleve a ebullición el caldo de pollo, luego agregue el cuscús y cocínelo en la sartén y reserve. Ahora mezcle el aceite de oliva, el jugo de limón, el vinagre y el comino, luego agregue la cebolla, el pimiento, el cilantro, el maíz, los frijoles y la clara. Ahora mezcle todos los ingredientes y luego deje que se enfríe durante unas horas antes de servir.

¡¡Disfrutar!!

Ensalada Griega De Pollo

Ingredientes

2 tazas de pollo, cocido

1/2 taza de zanahorias ralladas

1/2 taza de pepino

Sobre una taza de aceitunas negras rebanadas

Aproximadamente una taza de queso feta, rallado o desmenuzado

Aderezo Italiano

El método

Toma un tazón grande, toma el pollo cocido, las zanahorias, los pepinos, las aceitunas y el queso y mézclalos bien. Ahora agregue el aderezo y mezcle bien nuevamente. Ahora enfríe el recipiente y cúbralo. Servir frío.

¡¡Disfrutar!!

Ensalada de pollo elegante

Ingredientes

½ taza de mayonesa

2 cucharadas. vinagre de sidra de manzana

1 ajo picado

1 taza de eneldo fresco, finamente picado

Una libra de pechugas de pollo cocidas, sin piel y deshuesadas

½ taza de queso feta, rallado

1 pimiento rojo

El método

La mayonesa, el vinagre, el ajo y el eneldo deben mezclarse bien y dejarse en el refrigerador durante al menos 6-7 horas o toda la noche. Espolvorea el pollo, el pimentón y el queso por encima y déjalo enfriar durante unas horas, luego sirve una saludable y sabrosa ensalada.

¡¡Disfrutar!!

Ensalada de frutas con curry de pollo

Ingredientes

4-5 pechugas de pollo, cocidas

Tallo de apio, picado

Cebolla verde

Sobre una taza de pasas doradas

Manzana, pelada y en rodajas

pecanas, tostadas

Uvas verdes, partidas a la mitad y partidas a la mitad

polvo de curry

Una taza de mayonesa baja en grasas

El método

Tome un tazón grande y tome todos los ingredientes como apio, cebolla, pasas, manzanas en rodajas, nueces tostadas, uvas verdes sin semillas con curry y mayonesa y mezcle bien. Cuando estén bien integrados, déjalos reposar unos minutos y luego sirve la deliciosa y saludable ensalada de pollo.

¡¡Disfrutar!!

Una maravillosa ensalada de pollo al curry.

Ingredientes

Alrededor de 4-5 pechugas de pollo sin piel y sin huesos, cortadas por la mitad

una taza de mayonesa

Sobre una taza de chutney

A C curry en polvo

Acerca de c. pimienta

Pecanas, alrededor de una taza, picadas

1 taza de uvas, sin semillas y partidas por la mitad

1/2 taza de cebolla, finamente picada

El método

Tome una olla más grande, cocine la pechuga de pollo durante unos 10 minutos y córtela en pedazos con un tenedor. Luego escúrralos y déjelos enfriar. Ahora tome otro tazón y agregue mayonesa, chutney, curry en polvo y pimienta y luego mezcle. Luego, mezcle las pechugas de pollo cocidas y desmenuzadas en la mezcla, luego agregue las nueces, el curry y la pimienta. Enfriar la ensalada durante unas horas antes de servir. Esta ensalada es una opción ideal para hamburguesas y sándwiches.

¡Disfrutar!

Ensalada picante de zanahoria

Ingredientes

2 zanahorias, picadas

1 ajo picado

Aproximadamente una taza de agua 2-3 cucharadas. Jugo de limon

Aceite de oliva

Sal al gusto

Agregar pimienta al gusto

Hojuelas de pimienta roja

Perejil, fresco y picado

El método

Introduce las zanahorias en el microondas y cocínalas durante unos minutos con ajo picado y agua. Retire del microondas cuando la zanahoria esté cocida y blanda. Luego escurra las zanahorias y reserve. Ahora agregue jugo de limón, aceite de oliva, hojuelas de pimienta, sal y perejil al tazón de zanahorias y mezcle bien. Déjalo enfriar por unas horas y la deliciosa ensalada picante está lista para servir.

¡¡Disfrutar!!

Ensalada asiática de manzana

Ingredientes

2-3 cucharadas. Vinagre de arroz 2-3 cucharadas. Jugo de lima

Sal al gusto

azúcar

1 taza de salsa de pescado

1 jícama en juliana

1 manzana, picada

2 cebollas verdes, finamente picadas

menta

El método

Mezcle bien el vinagre de arroz, la sal, el azúcar, el jugo de lima y la salsa de pescado en un tazón mediano. Una vez bien mezclada, se debe mezclar la jícama en juliana con las manzanas picadas en un bowl y mezclar bien. Luego agregue chalotes en rodajas y menta y mezcle. Antes de servir la ensalada con un sándwich o una hamburguesa, déjela enfriar un rato.

¡¡Disfrutar!!

Ensalada de calabaza y orzo

Ingredientes

1 matraz

2 cebollas verdes, picadas

1 calabaza amarilla

Aceite de oliva

Una caja de orzo cocido

eneldo

Perejil

½ taza de queso de cabra, rallado

Pimienta y sal al gusto

El método

Freír el calabacín, la cebolla verde picada y el calabacín amarillo a fuego moderado en aceite de oliva. Estos deben cocinarse durante unos minutos hasta que se ablanden. Ahora transfiéralos a un tazón y espolvoree el orzo cocido, el perejil, el queso de cabra rallado, el eneldo, la sal y la pimienta, luego mezcle nuevamente. Deje que la ensalada se enfríe durante unas horas antes de servir.

¡¡Disfrutar!!

Ensalada de berros con frutas

Ingredientes

1 sandía, cortada en cubitos

2 duraznos, en cuartos

1 manojo de berros

Aceite de oliva

½ taza de jugo de limón

Sal al gusto

Agregar pimienta al gusto

El método

Mezcle los cubos de sandía y las rodajas de durazno con los berros en un tazón mediano, luego rocíe el jugo de lima y el aceite de oliva por encima. Luego sazónelos al gusto y, si es necesario, agregue sal y pimienta al gusto. Cuando todos los ingredientes se mezclen fácil y correctamente, déjelo a un lado o póngalo en el refrigerador por unas horas, y luego la deliciosa ensalada de frutas con un sabor saludable estará lista para servir.

¡¡Disfrutar!!

ensalada César

Ingredientes

3 dientes de ajo picados

3 anchoas

½ taza de jugo de limón

1 taza de salsa Worcestershire

Aceite de oliva

una yema

1 cabeza romana

½ taza de queso estilo parmesano, rallado

Crutones

El método

Triture los dientes de ajo picados con las anchoas y el jugo de limón, luego agregue la salsa Worcestershire junto con la sal, la pimienta y la yema de huevo, luego mezcle nuevamente hasta que quede suave. Haga esta mezcla con la batidora a baja velocidad, ahora agregue lentamente y gradualmente el aceite de oliva, luego mezcle la lechuga romana. Luego, la mezcla debe dejarse a un lado por algún tiempo. Sirva la ensalada con una guarnición de queso parmesano y picatostes.

¡¡Disfrutar!!

Ensalada De Pollo Y Mango

Ingredientes

2 pechugas de pollo deshuesadas, cortadas en trozos

mesclun verde

2 mangos, cortados en cubitos

¼ taza de jugo de limón

1 taza de jengibre rallado

2 cucharadas. Cariño mío

Aceite de oliva

El método

Batir el jugo de limón y la miel en un tazón, agregar el jengibre rallado y el aceite de oliva. Después de mezclar bien los ingredientes en el bol, déjalo a un lado. Luego asa el pollo a la parrilla, deja que se enfríe y, una vez que se enfríe, corta el pollo en cubos fáciles de usar. Luego saca el pollo del bol y mézclalo bien con el apio y el mango. Después de mezclar bien todos los ingredientes, déjelos enfriar y luego sirva la sabrosa e interesante ensalada.

¡¡Disfrutar!!

Ensalada de naranja con mozzarella

Ingredientes

2-3 naranjas, cortadas en rodajas

Queso Mozzarella

Hojas de albahaca fresca, cortadas en pedazos

Aceite de oliva

Sal al gusto

Agregar pimienta al gusto

El método

Mozzarella y rodajas de naranja se mezclan con hojas rotas de albahaca fresca. Después de mezclarlos bien, rocíe la mezcla con aceite de oliva y sazone al gusto. Luego, si es necesario, agregue sal y pimienta al gusto. Antes de servir la ensalada, refrigérala por unas horas, ya que esto le dará a la ensalada los sabores correctos.

¡¡Disfrutar!!

Ensalada de tres frijoles

Ingredientes

1/2 taza de vinagre de sidra de manzana

Sobre una taza de azúcar

Una taza de aceite vegetal

Sal al gusto

½ taza de judías verdes

½ taza de frijoles de cera

½ taza de frijoles rojos

2 cebollas rojas, finamente picadas

Sal y pimienta para probar

hojas de perejil

El método

Tome el vinagre de sidra de manzana con aceite vegetal, azúcar y sal en una sartén y hierva, luego agregue los frijoles con cebolla roja en rodajas y luego déjelos marinar durante al menos una hora. Después de una hora, agregue sal al gusto, agregue sal y pimienta si es necesario y sirva con perejil fresco.

¡¡Disfrutar!!

Ensalada de miso y tofu

Ingredientes

1 taza de jengibre, finamente picado

3-4 cucharadas. miso

Agua

1 cucharada de vinagre de vino de arroz

1 taza de salsa de soya

1 taza de pasta de chile

1/2 taza de aceite de maní

1 espinaca tierna, picada

½ taza de tofu, cortado en trozos

El método

Triture el jengibre picado con miso, agua, vinagre de vino de arroz, salsa de soja y pasta de chile. Luego esta mezcla se debe mezclar con media taza de aceite de maní. Cuando estén bien mezclados, agregue el tofu cortado en cubitos y las espinacas picadas. Enfriar y servir.

¡¡Disfrutar!!

Ensalada japonesa de rábanos

Ingredientes

1 sandía, cortada en rodajas

1 rábano, en rodajas

1 chalota

1 manojo de brotes jóvenes

Mirin

1 taza de vinagre de vino de arroz

1 taza de salsa de soya

1 taza de jengibre rallado

Sal

aceite de sésamo

Aceite vegetal

El método

Coloque la sandía, el rábano con capesantha y el apio en un bol y reserve. Ahora tome otro tazón, agregue mirin, vinagre, sal, jengibre rallado, salsa de soya con aceite de sésamo y aceite vegetal y mezcle bien. Una vez que los ingredientes estén bien mezclados en el recipiente, extienda esta mezcla sobre el recipiente con las sandías y los rábanos. Por lo tanto, una ensalada interesante pero muy sabrosa está lista para servir.

¡¡Disfrutar!!

Sudoeste de Cobb

Ingredientes

1 taza de mayonesa

1 taza de suero de leche

1 taza de salsa Worcestershire picante

1 taza de cilantro

3 cebollas verdes

1 cucharada de cáscara de naranja

1 ajo picado

1 cabeza romana

1 aguacate, cortado en cubitos

Lo lamento

½ taza de queso fuerte, rallado o desmenuzado

2 naranjas, cortadas en gajos

Sal al gusto

El método

La mayonesa y el suero de leche deben triturarse con salsa Worcestershire caliente, cebolla verde, cáscara de naranja, cilantro, ajo picado y sal. Ahora toma otro tazón y mezcla la lechuga romana, el aguacate y la jícama con las naranjas y el queso rallado. Ahora vierta el puré de suero de leche sobre el tazón de naranjas y déjelo a un lado antes de servir para que la ensalada tenga el sabor correcto.

¡¡Disfrutar!!

pasta capresse

Ingredientes

1 paquete de fusilli

1 taza de mozzarella en cubitos

2 tomates, sin semillas y en rodajas

hojas de albahaca fresca

¼ taza de piñones, tostados

1 ajo picado

Sal y pimienta para probar

El método

Cocine las fuzelas de acuerdo con las instrucciones y luego póngalas en el refrigerador. Mezcle la mozzarella enfriada, los tomates, los piñones tostados, el ajo picado y las hojas de albahaca y sazone al gusto, agregando sal y pimienta si es necesario. Deje toda la mezcla de ensalada a un lado para que se enfríe, luego sírvala en sándwiches, hamburguesas o cualquier comida.

¡¡Disfrutar!!

Ensalada de trucha ahumada

Ingredientes

2 cucharadas. vinagre de sidra de manzana

Aceite de oliva

2 chalotes, picados

1 taza de rábano picante

1 taza de mostaza Dijon

1 C. Querida

Sal y pimienta para probar

1 lata de trucha ahumada, triturada

2 manzanas, en rodajas

2 remolachas, en rodajas

Cohete

El método

Tome un tazón grande y mezcle la trucha ahumada desmenuzada con las julianas de manzana, remolacha y rúcula, luego deje el tazón a un lado. Ahora tome otro tazón y mezcle el vinagre de sidra de manzana, el aceite de oliva, el rábano picante, la chalota picada, la miel y la mostaza de Dijon, luego sazone la mezcla al gusto y agregue sal y pimienta a su gusto si es necesario. Ahora tome esta mezcla y viértala sobre un tazón de manzanas cortadas en juliana y mezcle bien, luego sirva la ensalada.

¡¡Disfrutar!!

ensalada de frijoles y huevo

Ingredientes

1 taza de judías verdes, blanqueadas

2 rábanos, en rodajas

2 huevos

Aceite de oliva

Sal y pimienta para probar

El método

Primero hierva los huevos, luego mézclelos con judías verdes blanqueadas y rábanos en rodajas. Mézclalos bien, luego rocíalos con aceite de oliva y agrega sal y pimienta al gusto. Cuando todos los ingredientes estén bien mezclados, reservar y enfriar. Cuando la mezcla se haya enfriado, la ensalada está lista para servir.

¡¡Disfrutar!!

Ensalada Ambrosio

Ingredientes

1 taza de leche de coco

2-3 rodajas de piel de naranja

Unas gotas de esencia de vainilla

1 taza de uvas, rebanadas

2 mandarinas, cortadas en rodajas

2 manzanas, en rodajas

1 coco, rallado y tostado

10-12 nueces trituradas

El método

Tome un tazón mediano y mezcle la leche de coco, la cáscara de naranja y la esencia de vainilla. Después de batir bien, añade la mandarina troceada junto con las manzanas troceadas y las uvas. Después de mezclar bien todos los ingredientes, déjalo enfriar en la nevera durante una o dos horas antes de servir la deliciosa ensalada. Cuando la ensalada esté fría, sírvala con sándwiches o hamburguesas.

¡¡Disfrutar!!

cuarto de ensalada

Ingredientes

una taza de mayonesa

una taza de queso azul

1/2 taza de suero de leche

chalote

Cáscara de limón

salsa inglesa

hojas de perejil fresco

Cuñas de iceberg

1 huevo duro

1 taza de tocino, desmenuzado

Sal y pimienta para probar

El método

Triture la mayonesa con queso azul, suero de leche, chalotes, salsa, cáscara de limón y perejil. Después de hacer el puré, sazone al gusto y agregue sal y pimienta al gusto si es necesario. Ahora tome otro tazón y arroje las rodajas de iceberg en el tazón de huevo relleno para que el huevo relleno coloree los huevos duros a través del colador. Ahora vierta la mayonesa triturada sobre el recipiente con rodajas y mimosa, luego mezcle bien. Sirve la ensalada esparciendo tocino fresco por encima.

¡¡Disfrutar!!

Ensalada de chile español

Ingredientes

3 cebollas verdes

4-5 aceitunas

2 pimientos

2 cucharadas. Vinagre de Jerez

1 cabeza de paprika, ahumada

1 cabeza romana

1 puñado de almendras

diente de ajo

Rebanadas de pan

El método

Las cebollas verdes deben asarse a la parrilla y luego cortarse en trozos. Ahora tome otro tazón y mezcle los chiles y las aceitunas con las almendras, el pimentón ahumado, el vinagre, la lechuga romana y las cebollas verdes asadas. Mezclar bien los ingredientes en un bol y reservar. Ahora las rebanadas de pan deben tostarse y una vez tostadas, frotar las rebanadas con dientes de ajo y luego verter la mezcla de chile sobre los panes tostados.

¡¡Disfrutar!!

ensalada de mimosa

Ingredientes

2 huevos, duros

½ taza de mantequilla

1 cabeza de lechuga

Vinagre

Aceite de oliva

hierbas, picadas

El método

Tome un tazón mediano y mezcle la ensalada, la mantequilla y el vinagre, el aceite de oliva y las hierbas picadas. Después de mezclar bien los ingredientes en el tazón, déjelo a un lado por un tiempo. Durante este tiempo se debe preparar la mimosa. Para preparar la mimosa, primero hay que pelar los huevos duros y luego colarlos con ayuda de un colador, y así la mimosa de huevo está lista. Ahora vierta este huevo de mimosa sobre un tazón de ensalada antes de servir la deliciosa ensalada de mimosa.

¡¡Disfrutar!!

Waldorf clásico

Ingredientes

1/2 taza de mayonesa

2-3 cucharadas. CCrea agria

2 cebolletas

2-3 cucharadas. Perejil

1 cáscara de limón y jugo

azúcar

2 manzanas, en rodajas

1 tallo de apio, picado

Nuez

El método

Tome un tazón, luego bata la mayonesa, la crema agria con cebollino, la cáscara y el jugo de limón, el perejil, la pimienta y el azúcar. Cuando los ingredientes en el tazón estén bien mezclados, déjalo a un lado. Ahora tome otro tazón y mezcle las manzanas, el apio picado y las nueces. Ahora toma la mezcla de mayonesa y mézclala con las manzanas y el apio. Mezclar bien todos los ingredientes, dejar reposar un rato en el bol y luego servir la ensalada.

¡¡Disfrutar!!

Ensalada de guisantes de ojos negros

Ingredientes

Jugo de lima

1 ajo picado

1 taza de comino molido

Sal

cilantro

Aceite de oliva

1 taza de guisantes negros

1 jalapeño, molido o en puré

2 tomates cortados en cubitos

2 cebollas rojas, finamente picadas

2 abogados

El método

Batir el jugo de limón con ajo, comino, cilantro, sal y aceite de oliva. Una vez que todos estos ingredientes estén bien mezclados, mezcle esta mezcla con los jalapeños triturados, los frijoles caritas, el aguacate y la cebolla morada finamente picada. Cuando todos los ingredientes estén bien mezclados, deja reposar la ensalada unos minutos y luego sírvela.

¡¡Disfrutar!!

Ensalada de espinacas y moras

Ingredientes

3 tazas de espinacas tiernas, lavadas y escurridas

1 pinta de moras frescas

1 pinta de tomates cherry

1 cebolla verde rebanada

¼ taza de nueces finamente picadas

6 onzas de queso feta desmenuzado

½ taza de flores comestibles

Tocino o vinagre balsámico de tu elección

El método

Mezcle las espinacas baby, las moras, los tomates cherry, las cebollas verdes, las nueces y revuelva. Agregue el queso y mezcle nuevamente. Esta ensalada sabe muy bien; con o sin vestido. Para agregar un aderezo, use aderezo de tocino o una cantidad mayor de vinagre balsámico de su elección. Adorne con cualquier flor comestible antes de servir.

¡Disfrutar!

Ensalada de verduras con queso suizo

Ingredientes

1 taza de cebolla verde, en rodajas

1 taza de apio, en rodajas

1 taza de pimiento verde

1 taza de aceitunas rellenas de chile

6 tazas de lechuga picada

1/3 taza de aceite vegetal

2 tazas de queso suizo rallado

2 cucharadas. vinagre de vino tinto

1 cucharada de mostaza Dijon

Sal y pimienta para probar

El método

Combine las aceitunas, la cebolla, el apio y el pimiento verde en una ensaladera y mezcle bien. En un tazón pequeño, mezcle el aceite, la mostaza y el vinagre. Sazone el aderezo con sal y pimienta. Espolvorea el aderezo sobre las verduras. Refrigere durante la noche o por varias horas. Cubra el plato con hojas de ensalada antes de servir. Mezclar el queso con las verduras. Coloque la lechuga encima de la ensalada. Espolvorea con queso rallado. Servir inmediatamente.

¡Disfrutar!

Deliciosa ensalada de zanahoria

Ingredientes

2 libras de zanahorias, peladas y en rodajas finas en forma diagonal

½ taza de hojuelas de almendras

1/3 taza de arándanos secos

2 tazas de rúcula

2 dientes de ajo picados

1 paquete de queso azul danés desmenuzado

1 cucharada de vinagre de sidra de manzana

¼ taza de aceite de oliva virgen extra

1 C. Querida

1 a 2 pizcas de pimienta negra recién molida

Sal al gusto

El método

Mezcle las zanahorias, el ajo y las almendras en un tazón. Añadir un poco de aceite de oliva y mezclar bien. Sal y pimienta para probar. Transfiera la mezcla a una bandeja para hornear y hornee en un horno precalentado durante 30 minutos a 400 grados F o 200 grados C. Retire cuando el borde esté dorado y deje que se enfríe. Transfiera la mezcla de zanahoria a un tazón. Agregue la miel, el vinagre, los arándanos y el queso y mezcle bien. Agregue la rúcula y sirva inmediatamente.

¡Disfrutar!

Ensalada de verduras marinadas

Ingredientes

1 lata de guisantes verdes, escurridos

1 lata de judías verdes francesas, escurridas

1 lata de maíz blanco o nabos escurridos

1 cebolla mediana, en rodajas finas

¾ taza de apio finamente picado

2 cucharadas. pimientos picados

½ taza de vinagre de vino blanco

½ taza de aceite vegetal

¾ taza de azúcar

½ cucharadita Pimienta ½ cucharadita. Sal

El método

Tome un tazón grande y mezcle los guisantes, el maíz y los frijoles. Agregue el apio, la cebolla y el pimiento y mezcle bien. Toma una sartén. Agregue todos los ingredientes restantes y cocine a fuego lento. Revuelva constantemente hasta que el azúcar se disuelva. Verter la salsa sobre la mezcla de verduras. Cubra el recipiente con una tapa y déjelo toda la noche en el refrigerador. Puedes conservarlo en la nevera durante varios días. Servir fresco.

¡Disfrutar!

Ensalada de maíz colorido asado

Ingredientes

8 mazorcas de maíz frescas 1 pimiento rojo cortado en cubos

1 pimiento verde, cortado en cubitos

1 cebolla roja, picada

1 taza de cilantro fresco picado

½ taza de aceite de oliva

Triturar y luego moler 4 dientes de ajo

3 limas

1 taza de azúcar blanca

Sal y pimienta para probar

1 cucharada de salsa picante

El método

Tome una sartén grande y ponga el maíz en ella. Cubrir con agua y remojar los elotes por 15 minutos. Retire las sedas de las hojas de maíz y déjelas a un lado. Toma la parrilla y caliéntala a fuego alto. Coloca los elotes en la parrilla y cocina por 20 minutos. Darles la vuelta de vez en cuando. Dejar enfriar y desechar las pieles. Tome una licuadora y vierta aceite de oliva, jugo de limón, salsa picante y mezcle. Agrega el cilantro, el ajo, el azúcar, la sal y la pimienta. Revuelva para hacer una mezcla suave. Espolvorear maíz. Servir inmediatamente.

¡Disfrutar!

pepino cremoso

Ingredientes

3 pepinos, pelados y en rodajas finas

1 cebolla, en rodajas

2 tazas de agua

¾ taza de crema batida espesa

¼ taza de vinagre de sidra de manzana

Perejil fresco picado, si lo desea

¼ de taza) de azúcar

½ cucharadita de sal

El método

Vierta agua y sal pepinos y cebollas, remoje durante al menos 1 hora. Retire el exceso de agua. Mezcle la crema y el vinagre en un tazón hasta que quede suave. Agregue los pepinos y las cebollas en escabeche. Mezcle bien para cubrir uniformemente. Refrigerar por unas horas. Espolvorear con perejil antes de servir.

¡Disfrutar!

Ensalada de champiñones y tomates marinados

Ingredientes

12 onzas de tomates cherry, cortados a la mitad

1 paquete de champiñones frescos

2 cebollas verdes en rodajas

¼ taza de vinagre balsámico

1/3 taza de aceite vegetal

1 ½ cucharaditas. azucar blanca

½ cucharadita de pimienta negra molida

½ cucharadita de sal

½ taza de albahaca fresca picada

El método

Mezcle el vinagre balsámico, el aceite, la pimienta, la sal y el azúcar en un tazón hasta que quede suave. Tome otro tazón grande y mezcle los tomates, las cebollas, los champiñones y la albahaca. Mezclar bien. Agregue el aderezo y cubra las verduras de manera uniforme. Cubra el recipiente y refrigere de 3 a 5 horas. Servir fresco.

¡Disfrutar!

ensalada de frijoles

Ingredientes

1 lata de frijoles rojos, lavados y escurridos

1 lata de garbanzos o garbanzos, lavados y escurridos

1 lata de judías verdes

1 lata de frijoles de cera, escurridos

¼ taza de pimienta verde en juliana

8 cebollas verdes, en rodajas

½ taza de vinagre de sidra de manzana

¼ taza de aceite de canola

¾ taza de azúcar

½ cucharadita de sal

El método

Combine los frijoles en un tazón grande. Agregue el pimiento verde y la cebolla a los frijoles. En un frasco tapado, mezcle el vinagre de sidra de manzana, el azúcar, el aceite y la sal para hacer una vinagreta suave. Permita que el azúcar se disuelva completamente en el aderezo. Vierta sobre la mezcla de frijoles y mezcle bien. Cubra la mezcla y refrigere durante la noche.

¡Disfrutar!

Ensalada con remolacha al ajillo

Ingredientes

6 perros cocidos, pelados y rebanados

3 cucharadas Aceite de oliva

2 cucharadas. vinagre de vino tinto

2 dientes de ajo

Sal al gusto

Rodajas de cebolla verde, algunas para decorar

El método

Combine todos los ingredientes en un tazón y mezcle bien. Servir inmediatamente.

¡Disfrutar!

Maíz en escabeche

Ingredientes

1 taza de maíz congelado

2 cebollas verdes, en rodajas finas

1 cucharada de pimiento verde picado

1 hoja de lechuga, opcional

¼ taza de mayonesa

2 cucharadas. Jugo de limon

contra Mostaza molida

contra azúcar

1 a 2 pizcas de pimienta recién molida

El método

En un tazón grande, mezcle la mayonesa con el jugo de limón, el polvo de mostaza y el azúcar. Mezcle bien hasta que quede suave. Agregue maíz, pimiento verde, cebolla a la mayonesa. Sazona la mezcla son sal y pimienta. Cubra y refrigere durante la noche o al menos 4-5 horas. Antes de servir, cubre el plato con lechuga y coloca encima la ensalada.

¡Disfrutar!

ensalada de guisantes

Ingredientes

8 rebanadas de tocino

1 paquete de guisantes congelados, descongelados y escurridos

½ taza de apio picado

½ taza de cebolla verde picada

2/3 taza de crema agria

1 taza de anacardos picados

Sal y pimienta para probar

El método

Coloque el tocino en una sartén grande y cocine a fuego medio a medio-alto hasta que se dore por ambos lados. Escurra el exceso de aceite con una toalla de papel y desmenuce el tocino. Ponlo a un lado. En un tazón mediano, combine el apio, los guisantes, la cebolla verde y la crema agria. Mezclar bien con una mano suave. Agregue los anacardos y el tocino a la ensalada justo antes de servir. Servir inmediatamente.

¡Disfrutar!

ensalada de nabo

Ingredientes

¼ taza de pimiento rojo dulce, picado

4 tazas de nabos pelados rallados

¼ taza de cebollas verdes

¼ taza de mayonesa

1 cucharada de vinagre

2 cucharadas. azúcar

contra Pimienta

contra Sal

El método

Toma un tazón. Combine el pimiento rojo, la cebolla y mezcle. Coge otro bol para preparar el aderezo. Mezcle la mayonesa, el vinagre, el azúcar, la sal y la pimienta y mezcle bien. Vierta la mezcla sobre las verduras y mezcle bien. Tome el nabo en un tazón, agregue esta mezcla al nabo y mezcle bien. Refrigere las verduras durante la noche o por unas horas. Más marinada incluirá más sabor. Servir fresco.

¡Disfrutar!

Ensalada de manzana y aguacate

Ingredientes

1 manojo de brotes tiernos

¼ taza de cebolla roja, picada

½ taza de nueces picadas

1/3 taza de queso azul desmenuzado

2 cucharadas. Cáscara de limón

1 manzana, pelada, limpia y cortada en rodajas

1 aguacate, pelado, sin hueso y cortado en cubitos

4 mandarinas, exprimidas

½ limón, exprimido

1 diente de ajo

2 cucharadas. Aceite de oliva Sal al gusto

El método

Mezcle los brotes, las nueces, la cebolla roja, el queso azul y la ralladura de limón en un tazón. Mezcle bien la mezcla. Batir vigorosamente el jugo de mandarina, la cáscara de limón, el jugo de limón, el ajo picado y el aceite de oliva. Sal la mezcla. Verter sobre la ensalada y mezclar. Agregue la manzana y el aguacate al tazón y revuelva justo antes de servir la ensalada.

¡Disfrutar!

Ensalada de maíz, frijoles, cebollas

Ingredientes

1 lata de maíz integral, lavado y escurrido

1 lata de guisantes lavados y escurridos

1 lata de judías verdes, escurridas

1 taza de pimientos, escurridos

1 taza de apio finamente picado

1 cebolla, finamente picada

1 pimiento verde, finamente picado

1 taza de azúcar

½ taza de vinagre de sidra de manzana

½ taza de aceite de canola

1 taza de sol

½ cucharadita de Pimienta

El método

Tome una ensaladera grande y mezcle la cebolla, el pimiento verde y el apio. Ponlo a un lado. Tome una sartén y agregue vinagre, aceite, azúcar, sal y pimienta y deje hervir. Retire del fuego y deje que la mezcla se enfríe. Rocíe sobre las verduras y mezcle bien para cubrir las verduras de manera uniforme. Refrigere por varias horas o por toda la noche. Servir frío.

¡Disfrutar!

Ensalada italiana de verduras

Ingredientes

1 lata de corazones de alcachofa, escurridos y cortados en cuartos

5 tazas de lechuga romana, lavada, seca y picada

1 pimiento rojo, cortado en tiras

1 zanahoria 1 cebolla roja, en rodajas finas

¼ taza de aceitunas negras

¼ taza de aceitunas verdes

½ pepino

2 cucharadas. queso romano rallado

1 taza de tomillo fresco picado

½ taza de aceite de canola

1/3 taza de vinagre de estragón

1 cucharada de azúcar blanca

½ cucharadita de mostaza seca

2 dientes de ajo picados

El método

Tome un recipiente de tamaño mediano con una tapa hermética. Agregue aceite de canola, vinagre, mostaza seca, azúcar, tomillo y ajo. Cubra el tazón y revuelva vigorosamente para formar una mezcla suave. Pasar la mezcla a un bol y colocar en él los corazones de alcachofa. Enfriar y marinar durante la noche. Tome un tazón grande y mezcle la lechuga, las zanahorias, el pimiento rojo, la cebolla roja, las aceitunas, los pepinos y el queso. Mezcla suavemente. Condimentar con sal y pimienta. Mézclalo con las alcachofas. Dejar marinar durante cuatro horas. Servir fresco.

¡Disfrutar!

Ensalada de pasta con mariscos

Ingredientes

1 paquete de pasta tricolor

3 tallos de apio

1 libra de carne de cangrejo de imitación

1 taza de guisantes verdes congelados

1 taza de mayonesa

½ cucharada azucar blanca

2 cucharadas. vinagre blanco

3 cucharadas leche

1 taza de sal

contra pimienta negro

El método

Hierva una olla grande de agua con sal, agregue la pasta y cocine por 10 minutos. Cuando la pasta hierva, agregue los guisantes y la carne de cangrejo. Mezclar el resto de los ingredientes mencionados en un bol grande y dejar reposar un rato. Mezclar los guisantes, la carne de cangrejo y la pasta. Servir inmediatamente.

¡Disfrutar!

Ensalada de verduras a la parrilla

Ingredientes

1 libra de espárragos frescos, en rodajas

2 calabacines, cortados por la mitad a lo largo y recortar los extremos

2 calabazas amarillas

1 cebolla roja grande en rodajas

2 pimientos rojos, partidos por la mitad y sin semillas.

½ taza de aceite de oliva virgen extra

¼ taza de vinagre de vino tinto

1 cucharada de mostaza Dijon

1 diente de ajo

Sal y pimienta negra molida al gusto

El método

Calienta y asa las verduras durante 15 minutos, luego retira las verduras de la parrilla y córtalas en trozos pequeños. Agrega el resto de los ingredientes y revuelve la ensalada para mezclar bien todas las especias. Servir inmediatamente.

¡Disfrutar!

Deliciosa ensalada de maíz de verano

Ingredientes

6 mazorcas de maíz, sin cáscara y bien limpias

3 tomates triturados grandes

1 cebolla picada grande

¼ taza de albahaca fresca picada

¼ taza de aceite de oliva

2 cucharadas. vinagre blanco

Sal y pimienta

El método

Tome una cacerola grande, agregue agua y sal y deje hervir. Hervir el maíz en esta agua hirviendo y agregarle todos los ingredientes anteriores. Mezcle bien la mezcla y enfríe. Servir fresco.

¡¡Disfrutar!!

Ensalada de guisantes crujientes con caramelo

Ingredientes

8 rebanadas de tocino

1 paquete de guisantes verdes liofilizados

½ taza de apio picado

½ taza de cebolla verde picada

2/3 taza de crema agria

1 taza de anacardos picados

Sal y pimienta a tu gusto

El método

Cocine el tocino en una sartén a fuego medio hasta que se dore. Mezclar el resto de los ingredientes excepto los anacardos en un bol. Finalmente, agregue el tocino y los anacardos a la mezcla. Mezclar bien y servir de inmediato.

¡Disfrutar!

Ensalada mágica de frijoles negros

Ingredientes

1 lata de frijoles negros, lavados y escurridos

2 latas de granos de maíz secos

8 cebollas verdes picadas

2 chiles jalapeños, sin semillas y picados

1 pimiento verde picado

1 aguacate, pelado, sin hueso y cortado en cubitos.

1 vaso de pimentón

3 tomates, sin semillas y en rodajas

1 taza de cilantro fresco picado

1 jugo de lima

½ taza de aderezo italiano

½ cucharadita de sal de ajo

El método

Tome un tazón grande y ponga todos los ingredientes en él. Revuelva bien para combinar bien. Servir inmediatamente.

¡Disfrutar!

Deliciosa ensalada griega

Ingredientes

3 tomates maduros grandes, en rodajas

2 pepinos pelados y en rodajas

1 cebolla roja picada pequeña

¼ taza de aceite de oliva

4 cucharadas jugo de limon

½ cucharadita de orégano seco

Sal y pimienta para probar

1 taza de queso feta desmenuzado

6 aceitunas negras griegas, sin hueso y rebanadas

El método

Tome un tazón mediano y mezcle muy bien los tomates, los pepinos y las cebollas y deje la mezcla durante cinco minutos. Espolvorea aceite, jugo de limón, orégano, sal, pimienta, queso feta y aceitunas sobre la mezcla. Revuelva y sirva de inmediato.

¡¡Disfrutar!!

Increíble ensalada tailandesa con pepinos

Ingredientes

3 pepinos grandes pelados, cortados en rodajas de ¼ de pulgada y sin semillas

1 cucharada de sal

½ taza de azúcar blanca

½ taza de vinagre de vino de arroz

2 chiles jalapeños picados

¼ taza de cilantro picado

½ taza de maní picado

El método

Combine todos los ingredientes en un tazón grande y mezcle bien. Sazone al gusto y sirva frío.

¡Disfrutar!

Ensalada de tomate y albahaca rica en proteínas

Ingredientes

4 tomates maduros grandes, en rodajas

1 libra de queso mozzarella fresco en rebanadas

1/3 taza de albahaca fresca

3 cucharadas aceite de oliva virgen extra

sal marina fina

Pimienta negra recién molida

El método

En el plato, alternar y superponer las rodajas de tomate y mozzarella. Al final, añadir un poco de aceite de oliva, sal marina fina y pimienta. Servir frío, adornado con hojas de albahaca.

¡Disfrutar!

Ensalada rápida de pepino y aguacate

Ingredientes

2 pepinos medianos, cortados en cubitos

2 cubos de aguacate

4 cucharadas cilantro fresco picado

1 diente de ajo

2 cucharadas. cebolla verde picada

contra sal

pimienta negra

¼ limón grande

1 lima

El método

Tome los pepinos, el aguacate y el cilantro y mézclelos bien. Finalmente, agregue la pimienta, el limón, la lima, la cebolla y el ajo. Mezclar bien. Servir inmediatamente.

¡Disfrutar!

Orzo y deliciosa ensalada de tomate con queso feta

Ingredientes

1 taza de pasta orzo cruda

¼ taza de aceitunas verdes sin hueso

1 taza de queso feta cortado en cubitos

3 cucharadas presley fresco picado

1 tomate maduro picado

¼ taza de aceite de oliva virgen extra

¼ taza de jugo de limón

Sal y pimienta

El método

Cocine el orzo de acuerdo con las instrucciones del fabricante. Coge un bol y mezcla muy bien el orzo, las aceitunas, el perejil, el eneldo y los tomates. Al final, agregue sal, pimienta y queso feta. Servir inmediatamente.

¡Disfrutar!

Ensalada inglesa de pepino y tomate

Ingredientes

8 tomates Roma o Češplje

1 pepino inglés, pelado y cortado en cubitos

1 taza de jícama, pelada y picada finamente

1 pimiento amarillo pequeño

½ taza de cebolla roja, picada

3 cucharadas Jugo de limon

3 cucharadas aceite de oliva virgen extra

1 cucharada de perejil seco

1-2 pizcas de pimienta

El método

En un tazón, mezcle los tomates, los pimientos, los pepinos, la jícama y la cebolla morada. Mezclar bien. Vierta sobre el aceite de oliva, el jugo de limón y cubra la mezcla. Espolvorear con perejil y mezclar. Sazónelo con sal y pimienta. Servir inmediatamente o frío.

¡Disfrutar!

Ensalada de berenjenas de la abuela

Ingredientes

1 berenjena

4 tomates cortados en cubitos

3 huevos, duros, cortados en cubitos

1 cebolla, finamente picada

½ taza de aderezo francés

½ cucharadita de Pimienta

Sal, para sazonar, al gusto

El método

Lava la berenjena y córtala por la mitad a lo largo. Tome un molde para hornear y engráselo con aceite de oliva. Coloque las berenjenas con el lado cortado hacia abajo en una bandeja para hornear untada con mantequilla. Hornee durante 30-40 minutos a 350 grados F. Saque y deje enfriar. Pelar las berenjenas. Córtalos en cubos pequeños. Tome un tazón grande y coloque las berenjenas en él. Agregue las cebollas, los tomates, los huevos, el aderezo, la pimienta y la sal. Mezclar bien. Congele durante al menos 1 hora en el refrigerador y sirva.

¡Disfrutar!

Ensalada con zanahoria, tocino y brócoli

Ingredientes

2 cabezas de brócoli fresco, picado

½ libra de tocino

1 manojo de cebolla verde, picada

½ taza de zanahorias ralladas

½ taza de pasas, opcional

1 taza de mayonesa

½ taza de vinagre blanco destilado

1-2 pizcas de pimienta

Sal al gusto

El método

Cocine el tocino en una sartén grande y profunda a fuego medio-alto hasta que se dore. Escurrir y triturar. En un tazón grande, combine el brócoli, las cebollas verdes, las zanahorias y el tocino. Sal y pimienta. Mezclar bien. Tome un recipiente o tazón pequeño y agregue mayonesa y vinagre y bata. Transfiere el aderezo a la mezcla de vegetales. Cubre las verduras con una mano suave. Enfriar durante al menos 1 hora y servir.

¡Disfrutar!

Ensalada de pepino y tomate con crema agria

Ingredientes

3-4 pepinos, pelados y en rodajas

2 hojas de lechuga, para decorar, al gusto

5-7 rodajas de tomate,

1 cebolla, cortada en aros finos

1 cucharada de cebollín picado

½ taza de crema agria

2 cucharadas. vinagre blanco

½ cucharadita de semillas de eneldo

contra Pimienta

una pizca de azúcar

1 taza de sol

El método

Coloque las rodajas de pepino en un tazón y espolvoree con sal. Dejar marinar durante 3-4 horas en el frigorífico. Retire el pepino y lávelo. Retire todo el líquido y transfiéralo a una ensaladera grande. Agregar la cebolla y reservar. Tome un tazón pequeño y mezcle el vinagre, la crema agria, las cebolletas, las semillas de eneldo, la pimienta y el azúcar. Bate la mezcla y viértela sobre la mezcla de pepino. Mezcla suavemente. Disponer bien la ensalada y los tomates en el plato. Servir inmediatamente.

¡Disfrutar!

Ensalada de tortellini de tomate

Ingredientes

1 libra de tortellini arcoiris

3 tomates ciruela, cortados a la mitad

3 onzas de salami duro, cortado en cubitos

2/3 taza de apio picado

¼ taza de aceitunas negras rebanadas

½ taza de pimiento rojo

1 cucharada de cebolla morada, cortada en cubos

1 cucharada de puré de tomate

1 diente de ajo

3 cucharadas vinagre de vino tinto

3 cucharadas Vinagre balsámico

2 cucharadas. mostaza de Dijon

1 C. Querida

1/3 taza de aceite de oliva

1/3 taza de aceite vegetal

¾ taza de queso provolone rallado

¼ taza de perejil fresco picado

1 taza de romero fresco picado

1 cucharada de jugo de limón

Pimienta y sal al gusto

El método

Cocine la pasta de acuerdo con las instrucciones del paquete. Cubrir con agua fría y escurrir. Ponlo a un lado. Usando un asador, asa los tomates hasta que la piel esté parcialmente ennegrecida. Ahora pon los tomates en la licuadora. Agregue la pasta de tomate, el vinagre, el ajo, la miel y la mostaza y mezcle nuevamente. Agregue gradualmente el aceite de oliva y el aceite vegetal y mezcle hasta que quede suave. Sal y pimienta. Mezcla la pasta con todas las verduras, las hierbas, el salami y el jugo de limón en un bol. Añadir la vinagreta y mezclar bien. Atender.

¡Disfrutar!

Brócoli y tocino en vinagreta de mayonesa

Ingredientes

1 manojo de brócoli, cortado en floretes

½ cebolla roja pequeña, finamente picada

1 taza de queso mozzarella rallado

8 rebanadas de tocino, cocidas y desmoronadas

½ taza de mayonesa

1 cucharada de vinagre de vino blanco

¼ de taza) de azúcar

El método

Coloque el brócoli, el tocino cocido, la cebolla y el queso en un tazón grande. Mezclar con una mano suave. Cubrir y reservar. Mezcla la mayonesa, el vinagre y el azúcar en un tazón pequeño. Revuelva constantemente hasta que el azúcar se derrita y la mezcla esté suave. Vierta el aderezo sobre la mezcla de brócoli y cubra uniformemente. Servir inmediatamente.

¡Disfrutar!

Ensalada de pollo con crema de pepino

Ingredientes

2 latas de piezas de pollo, escurridas de jugo

1 taza de uvas verdes sin semilla, cortadas a la mitad

½ taza de pecanas o almendras picadas

½ taza de apio picado

1 lata de mandarinas escurridas

¾ taza de vinagreta cremosa de pepino

El método

Tome una ensaladera grande y profunda. Transfiera pollo, apio, uvas, naranjas y nueces o almendras si lo desea. Mezcla suavemente. Añadir la vinagreta de cumarina. Vierta el aderezo cremoso uniformemente sobre la mezcla de pollo y vegetales. Servir inmediatamente.

¡Disfrutar!

Verduras con vinagreta de rábano picante

Ingredientes

¾ taza de floretes de coliflor

una taza de pepino

¼ taza de tomates sin semillas picados

2 cucharadas. rábanos en rodajas

1 cucharada de cebolla verde picada

2 cucharadas. verduras cortadas en cubitos

¼ taza de queso americano, cortado en cubitos

Tren:

2 cucharadas. Mayonesa

1-2 cucharadas. azúcar

1 cucharada de rábano picante preparado

1/8 cucharadita de Pimienta

contra Sal

El método

En un tazón grande, combine la coliflor, el pepino, el tomate, el apio, el rábano, la cebolla verde y el queso. Ponlo a un lado. Toma un tazón pequeño. Mezcle la mayonesa, el azúcar y el rábano picante hasta que el azúcar se derrita y se forme una mezcla suave. Vierta el aderezo sobre las verduras y mezcle bien. Refrigere durante 1-2 horas. Servir fresco.

¡Disfrutar!

Ensalada de guisantes dulces y pasta

Ingredientes

1 taza de macarrones

2 tazas de guisantes verdes congelados

3 huevos

3 cebollas verdes, picadas

2 tallos de apio, picados

¼ taza de aderezo ranchero

1 taza de azúcar blanca

2 cucharadas. vinagre de vino blanco

2 pepinillos dulces

1 taza de queso cheddar rallado

¼ de pimienta negra recién molida

El método

Cuece la pasta en agua hirviendo. Añádele una pizca de sal. Cuando termines, enjuágalo con agua fría y escúrrelo. Toma una cacerola y llénala con agua fría. Añadir los huevos y hervirlos. Retirar del fuego y tapar. Deja los huevos en agua tibia durante 10-15 minutos. Saca los huevos del agua tibia y déjalos enfriar. Pelar la piel y picar. Tome un tazón pequeño y mezcle el aderezo, el vinagre y el azúcar. Mezclar bien y sazonar con sal y pimienta negra recién molida. Mezclar la pasta, los huevos, las verduras y el queso. Vierta sobre el aderezo y mezcle. Servir fresco.

¡Disfrutar!

Ensalada de pimientos de colores

Ingredientes

1 pimiento verde, en juliana

1 pimiento amarillo dulce, en juliana

1 pimiento rojo dulce, en juliana

1 pimiento morado, en juliana

1 cebolla roja, en juliana

1/3 taza de vinagre

¼ taza de aceite de canola

1 cucharada de azúcar

1 cucharada de albahaca fresca picada

contra Sal

una pizca de pimienta

El método

Tome un tazón grande y mezcle todos los pimientos y mezcle bien. Agregue la cebolla y mezcle nuevamente. Tome otro tazón y mezcle el resto de los ingredientes y mezcle la mezcla vigorosamente. Vierta el aderezo sobre la mezcla de pimiento y cebolla. Mezcle bien para cubrir las verduras. Cubra la mezcla y refrigere durante la noche. Servir fresco.

¡Disfrutar!

Ensalada de pollo, tomates secos y piñones con queso

Ingredientes

1 hogaza de pan italiano, cortado en cubos

8 tiras de pollo a la parrilla

½ taza de piñones

1 taza de tomates secados al sol

4 cebollas verdes, cortadas en trozos de 1/2 pulgada

2 paquetes de ensalada verde mixta

3 cucharadas aceite de oliva virgen extra

½ cucharadita de sal

½ cucharadita de pimienta negra recién molida

1 taza de ajo en polvo

8 onzas de queso feta, desmenuzado

1 taza de vinagreta balsámica

El método

Mezclar el pan italiano y el aceite de oliva. Sazone con sal, ajo en polvo y sal. Vierta la mezcla en una fuente engrasada de 9 por 13 pulgadas en una sola capa. Colóquelo en una parrilla caliente y cocine hasta que esté dorado y carbonizado. Sacar y dejar enfriar. Coloque los piñones en una asadera y colóquelos en la rejilla inferior del horno para asar y tuéstelos bien. Vierta agua caliente en un tazón pequeño y remoje los tomates secados al sol hasta que se ablanden. Cortar los tomates. Mezcla todos los vegetales verdes en una ensaladera; agregue los tomates, los piñones, los picatostes, el pollo asado, el aderezo y el queso. Mezclar bien. Atender.

¡Disfrutar!

Ensalada de tomate y mozarella

Ingredientes

¼ taza de vinagre de vino tinto

1 diente de ajo

2/3 taza de aceite de oliva

1 pinta de tomates cherry, cortados a la mitad

1 ½ tazas de queso mozzarella rallado en cubitos

¼ taza de cebolla picada

3 cucharadas Albahaca fresca picada

Agregar pimienta al gusto

½ cucharadita de sal

El método

Toma un tazón pequeño. Agregue el vinagre, el ajo picado, la sal y la pimienta y revuelva hasta que la sal se disuelva. Agregue el aceite y bata la mezcla hasta que quede suave. Agregue los tomates, el queso, la cebolla, la albahaca a un tazón grande y mezcle con una mano delicada. Agregue el aderezo y mezcle bien. Cubra el recipiente y póngalo en el refrigerador durante 1 a 2 horas. Revuelva ocasionalmente. Servir fresco.

¡Disfrutar!

Ensalada picante de calabacín

Ingredientes

1 ½ cucharada semilla de sésamo

¼ taza de caldo de pollo

3 cucharadas pasta de miso

2 cucharadas. Salsa de soja

1 cucharada de vinagre de arroz

1 cucharada de jugo de lima

½ cucharadita de salsa de chile tailandés

2 cucharadas. azúcar morena

½ taza de cebolla verde picada

¼ taza de cilantro picado

6 calabacines, en juliana

2 hojas de nori, en rodajas finas

2 cucharadas. Almendras fileteadas

El método

Coloque las semillas de sésamo en una sartén y coloque a fuego medio. Cocine por 5 minutos. Revuelva constantemente. Asa a la parrilla ligeramente. En un tazón, combine el caldo de pollo, la salsa de soja, la pasta de miso, el vinagre de arroz, el jugo de lima, el azúcar moreno, la salsa picante, la cebolleta y el cilantro. En una ensaladera grande, mezcle el calabacín y el aderezo para cubrir uniformemente. Decora los calabacines con semillas de sésamo tostadas, almendras y nori. Servir inmediatamente.

¡Disfrutar!

Ensalada de tomate y espárragos

Ingredientes

1 libra de espárragos frescos, cortados en trozos de 1 pulgada

4 tomates, en cuartos

3 tazas de champiñones frescos, rebanados

1 pimiento verde, en juliana

¼ taza de aceite vegetal

2 cucharadas. vinagre de sidra de manzana

1 diente de ajo

1 taza de estragón seco

contra Salsa picante

contra Sal

contra Pimienta

El método

Tome un poco de agua en una sartén y cocine los espárragos hasta que estén tiernos y crujientes, alrededor de 4 a 5 minutos. Escurrir y reservar. En una ensaladera grande, mezcle los champiñones con los tomates y el pimiento verde. En otro tazón, mezcle los ingredientes restantes. Vierta el aderezo sobre la mezcla de vegetales. Mezcle bien, cubra y coloque en el refrigerador durante 2 a 3 horas. Atender.

¡Disfrutar!

Ensalada de pepino con menta, cebolla y tomate

Ingredientes

Corta 2 pepinos por la mitad a lo largo, quita las semillas y córtalos en rodajas

2/3 taza de cebolla roja picada gruesa

3 tomates, sin semillas y picados en trozos grandes

½ taza de hojas de menta fresca picadas

1/3 taza de vinagre de vino tinto

1 cucharada de edulcorante granulado sin calorías

1 taza de sol

3 cucharadas Aceite de oliva

una pizca de pimienta

Sal al gusto

El método

En un tazón grande, combine los pepinos, el edulcorante granulado, el vinagre y la sal. Déjalo en remojo. Se debe dejar a temperatura ambiente por lo menos 1 hora para marinar. Remueve la mezcla de vez en cuando. Espolvorea tomates, cebollas y menta fresca picada. Mezclar bien. Agregue el aceite a la mezcla de pepino. Revuelva para cubrir uniformemente. Sal y pimienta para probar. Servir fresco.

¡Disfrutar!

Adas Salatas

(ensalada turca de lentejas)

Ingredientes:

2 tazas de lentejas limpias

4 tazas de agua

¼ taza de aceite de oliva

1 cebolla, en rodajas

2-3 dientes de ajo, en rodajas

2 cucharadas. Comino en polvo

1-2 limones, solo jugo

1 manojo de perejil picado

Sal y sazonar al gusto

2 tomates, en cuartos (opcional)

2 huevos, duros y en cuartos (opcional)

Aceitunas negras, al gusto

¼ taza de queso feta, opcional, desmenuzado o rebanado

El método

Agregue los frijoles y el agua a una cacerola grande y hierva a fuego medio-alto. Reduzca el fuego, cubra y cocine hasta que esté listo. No cocine demasiado. Escurrir y lavar en agua fría. Calentar el aceite de oliva en una sartén a fuego medio. Añadir la cebolla morada y sofreír hasta que se ponga clara. Añadir los dientes de ajo y el comino y sofreír durante 1 o 2 minutos más. Coloque los frijoles en un tazón grande y agregue la cebolla roja, los tomates y los huevos. Agregue el jugo de limón, el perejil, el comino y la sal. Servir frío, espolvoreado con queso.

¡Disfrutar!

Ajvar

Ingredientes:

3 berenjenas medianas, cortadas por la mitad a lo largo

6-8 pimientos rojos

½ taza de aceite de oliva

3 cucharadas Vinagre fresco y claro o jugo de naranja

2-3 dientes de ajo, en rodajas

Sal y sazonar al gusto

El método

Precaliente el horno a 475 grados F. Coloque las berenjenas, con el lado cortado hacia abajo, en una bandeja para hornear cuidadosamente engrasada y ase hasta que los estilos estén carbonizados y las berenjenas estén firmes, aproximadamente 20 minutos. Retire a un tazón grande y cubra al vapor durante unos minutos. Coloque los pimientos en una bandeja para hornear y áselos, volteándolos, hasta que la piel esté carbonizada y los pimientos estén tiernos, unos 20 minutos más. Ponga a un lado en otro recipiente y cubra al vapor durante unos minutos. Después de que las verduras en puré se hayan enfriado, retire la carne de la berenjena en un tazón grande o en una licuadora, desechando las partes restantes. Cortar el pimiento y añadirlo a la berenjena. Usando un machacador de papas, triture las berenjenas y los pimientos hasta que estén suaves pero aún un poco gruesos. Si usa una batidora, bata la mezcla hasta obtener la textura deseada.

¡Disfrutar!

Bakdoonsiyyeh

Ingredientes:

2 manojos de perejil italiano picado

¾ taza de tahini

¼ taza de jugo de limón

Sal al gusto

Agua

El método

Combine el tahini, el jugo de naranja recién exprimido y la sal en un tazón hasta que quede suave. Agrega una cucharada. o dos conductores según sea necesario para una capa gruesa. Sazone como desee. Añadir perejil picado y mezclar. Servir inmediatamente.

¡Disfrutar!

La causa de Rellen

Ingredientes:

2 libras de apio Yukon amarillo dorado

½ taza de aceite

¼ de taza de jugo de lima o naranja fresco y puro

2-3 chiles amarillos, al gusto

Sal y sazonar al gusto

2 tazas de relleno

2-3 huevos duros, cortados en rodajas

6-8 aceitunas negras sin hueso

método:

Coloque las verduras en una olla grande de agua con sal. Llevar a ebullición y cocinar el apio hasta que esté suave y listo. Poner a un lado. Triture las verduras con un machacador de papas o tritúrelas con una batidora de papas hasta que quede suave. Mezclar el aceite, aditivo (si lo hay), calcio mineral o zumo de naranja recién exprimido y sal al gusto. Cubra un plato de lasaña. Extienda el 50% del apio en el fondo de la sartén y alise. Coloque el relleno popular en los greens de la misma manera. Extienda las verduras restantes sobre los rellenos de la misma manera. Coloque el recipiente de la ofrenda boca abajo sobre el recipiente de la ofrenda. Con ambas manos, girar la sartén y el plato para que la causa caiga sobre el plato. Decora la tarta con un huevo duro y aceitunas y, si lo deseas, especias. Cortar en trozos y proporcionar.

¡Disfrutar!

Curtido

Ingredientes:

½ cabeza de repollo

1 zanahoria, pelada y rallada

1 taza de frijoles

4 tazas de agua hirviendo

3 cebollas verdes rebanadas

½ taza de vinagre de sidra de manzana blanco

½ taza de agua

1 topping de chile jalapeño o serrano

½ cucharadita de sal

El método

Coloque las verduras y los frijoles en un tazón grande resistente al calor. Vierta agua hirviendo en el plato para cubrir las verduras y los frijoles y deje reposar durante unos 5 minutos. Escurrir en un colador y exprimir la mayor cantidad de líquido posible. Regrese las verduras y los frijoles al tazón y mezcle con los demás ingredientes. Dejar reposar en la nevera unas horas. Servir fresco.

¡Disfrutar!

Gado Gado

Ingredientes

1 taza de judías verdes, cocidas

2 zanahorias, peladas y en rodajas

1 taza de judías verdes al vapor, cortadas en trozos de 2 pulgadas

2 papas, peladas, hervidas y rebanadas

2 tazas de lechuga

1 pepino pelado y en rodajas

2-3 tomates, cortados en cuartos

2-3 huevos duros, en cuartos

10-12 Krupuk, galletas saladas con gambas

salsa de maní

El método

Combine todos los ingredientes excepto la lechuga romana y mezcle bien.

Sirva la ensalada sobre una cama de lechuga.

¡Disfrutar!

Hobak Namul

Ingredientes

3 Hobak o puré de calabacín, cortado en medias lunas

2-3 dientes de ajo picados

1 taza de azúcar

Sal

3 cucharadas adobo de soja

2 cucharadas. Aceite de sésamo tostado

El método

Pon a hervir una olla de agua a fuego medio-alto. Agregue triturado y cocine por aproximadamente 1 minuto. Escurrir y lavar en agua fría. Escurrir de nuevo. Combine todos los ingredientes y mezcle bien. Sirva caliente con su elección de guarnición japonesa y plato principal.

¡Disfrutar!

Ensalada Horiatiki

Ingredientes

3-4 tomates, sin semillas y en rodajas

1 pepino, pelado, sin semillas y en rodajas

1 cebolla roja, en rodajas

½ taza de aceitunas Kalamata

½ taza de queso feta, picado o desmenuzado

½ taza de aceite de oliva

¼ taza de vinagre de sidra de manzana

1-2 dientes de ajo picados

1 taza de orégano

Sal y especias al gusto

El método

Mezcle las verduras frescas, las aceitunas y los productos lácteos en un plato grande no reactivo. En otro plato, mezcle el aceite de oliva, el vinagre de sidra de manzana, los dientes de ajo, el orégano, sazone y agregue sal. Verter la vinagreta en un plato con verduras frescas y mezclar. Dejar marinar durante media hora y servir caliente.

¡Disfrutar!

Kartoffelsalat

(Ensalada Alemana de Camote)

Ingredientes

2 kilogramos de manzanas

¾ taza de caldo de carne o de ave caliente

1 cebolla, picada

1/3 taza de aceite

una taza de vinagre

2 cucharadas. Mostaza marrón o Dijon

1 cucharada de azúcar

Sal y especias al gusto

1-2 cucharadas. Cebollino o perejil, picado, al gusto

El método

Coloque las manzanas en una olla grande y agregue suficiente agua para cubrirlas por una pulgada o dos. Colocar a fuego medio y llevar a ebullición. Reduzca el fuego a bajo y continúe cocinando al vapor hasta que las manzanas estén bien cocidas y se puedan perforar fácilmente con un cuchillo. Filtrar y almacenar en un lugar fresco. Cortar las manzanas en cuartos. Mezcla todos los ingredientes y mezcla bien. Ajuste el plato al gusto y sirva caliente, a 70 grados para el mejor sabor.

¡Disfrutar!

Kvashenaya Col Provenzal

Ingredientes

2 libras de chucrut

1 manzana, pelada y en rodajas

1-2 zanahorias peladas y ralladas

4-6 cebollas verdes picadas

1-2 cucharadas. azúcar

½ taza de aceite de oliva

El método

Agregue todos los ingredientes a un tazón grande y mezcle bien. Sazone al gusto y sirva frío.

¡Disfrutar!

Ensalada de pollo Waldorf

Ingredientes:

Sal y pimienta

4.6 a 8 onzas de pechugas de pollo deshuesadas y sin piel, de no más de 1 pulgada de ancho, pesadas, recortadas

½ taza de mayonesa

2 cucharadas. jugo de limon

1 taza de mostaza Dijon

½ cucharadita de semillas de hinojo molidas

2 costillas de apio, picadas

1 chalota, picada

1 Granny Smith pelado, sin corazón, cortado a la mitad y cortado en trozos de ¼ de pulgada

1/2 taza de nueces picadas

1 cucharada de estragón fresco picado

1 taza de tomillo fresco picado

El método

Disolver 2 cucharadas. de sal en 6 tazas de agua fría en una cacerola. Sumerge las aves en agua. Caliente la sartén sobre agua tibia a 170 grados centígrados. Apaga el fuego y déjalo reposar durante 15 minutos. Regrese las aves a un plato forrado con toallas de papel. Refrigere hasta que las aves estén frías, alrededor de media hora. Mientras el pollo se enfría, mezcle la mayonesa, el jugo de limón, la mostaza, el hinojo molido y ¼ de cucharadita. refuerzo juntos en un plato grande. Seque el ave con esponjas y córtela en trozos de ½ cm. Regrese las aves al plato con la mezcla de mayonesa. Agregue avena, chalotes, jugo de manzana, nueces, estragón y tomillo; revolver revolver Sazone con el aditivo y agregue sal al gusto. Atender.

¡Disfrutar!

Ensalada de lentejas con aceitunas, excelente y queso feta

Ingredientes:

1 taza de frijoles, recogidos y lavados

Sal y pimienta

6 tazas de agua

2 tazas de caldo de pollo bajo en sodio

5 dientes de ajo, ligeramente machacados y pelados

1 hoja de laurel

5 cucharadas aceite de oliva virgen extra

3 cucharadas vinagre de vino blanco

½ taza de aceitunas Kalamata picadas en trozos grandes

½ taza de Great Score fresco, picado

1 chalote grande, picado

¼ taza de queso feta desmenuzado

El método

Remoje los frijoles en 4 tazas de agua caliente con 1 cda. sal en ella. Escurrir bien. Combine los frijoles, el agua restante, el caldo, el ajo, la hoja de laurel y la sal en una cacerola y cocine hasta que los frijoles estén tiernos. Escurra y deseche el ajo y las hojas de laurel. Mezclar con los demás ingredientes en un bol y mezclar bien. Servir adornado con un poco de queso feta.

¡Disfrutar!

Ensalada tailandesa de ternera a la parrilla

Ingredientes:

1 taza de pimentón

1 taza de condimento de chile

1 cucharada de arroz blanco

3 cucharadas jugo mineral de calcio, 2 limas

2 cucharadas. salsa de pescado

2 cucharadas. agua

½ cucharadita de azúcar

1.1 ½ libras de harina para todo uso, tamizada

Aumentar la sal y la tierra blanca y gruesa.

4 chalotes, en rodajas finas

1 ½ tazas recién rallado para excelentes resultados

1 ½ tazas de hojas de cilantro fresco

1 chile tailandés, pelado y en rodajas finas

1 pepino inglés sin semillas, cortado en rodajas de 1/4 de pulgada de ancho en el costado

El método

Ase los platos a fuego alto hasta que estén tiernos. Ponga a un lado para descansar. Cortar en trozos del tamaño de un bocado. Combine todos los ingredientes en un tazón y mezcle bien hasta que se combinen. Servir inmediatamente.

¡Disfrutar!

ensalada americana

Ingredientes

1 repollo rojo pequeño, picado

1 zanahoria grande, rallada

1 manzana, pelada y en rodajas

Zumo de al menos un 50 % de lima

25 uvas blancas sin semillas, rebanadas

1/2 taza de nueces picadas

3/4 taza de pasas, las pasas doradas se ven mejor pero prefiero las pasas simples para darle sabor

1/2 cebolla blanca, picada

4 cucharadas Mayonesa

El método

Agregue todos los artículos a un plato grande en el orden indicado. Después de agregar el jugo de limón a todo el contenido, mezcle bien.

¡Disfrutar!

www.ingramcontent.com/pod-product-compliance
Lightning Source LLC
Chambersburg PA
CBHW071238080526
44587CB00013BA/1669